NOTES

SUR

L'IDENTITÉ DE LA CALENTURE

ET DU

DÉLIRIUM TREMENS

PAR

A. LESSON

Deuxième chirurgien en chef de la marine, etc.

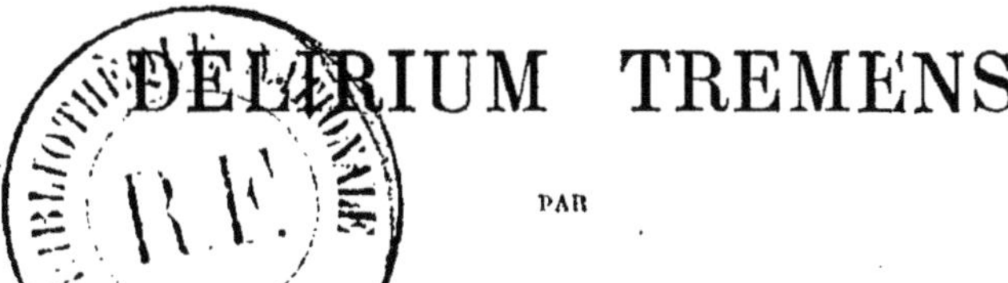

ROCHEFORT

IMPRIMERIE TRIAUD ET GUY, RUE DES FONDERIES, 72.

1876.

Au commencement de l'année 1848, le Mémoire que nous publions aujourd'hui était adressé de Tahiti, à M. Foullioy, inspecteur général du service de santé de la marine. La mort de ce grand chirurgien survint dans la même année.

Ce Mémoire était-il, à ce moment, arrivé à sa destination? Nous l'ignorons. Dans tous les cas, il doit se trouver dans les archives de l'inspection générale, à moins qu'il n'en ait été soustrait par une personne malveillante ou même intéressée.

Ce Mémoire nous est tombé dernièrement sous la main. En le relisant, nous avons pensé que nos confrères pourraient trouver quelque intérêt à connaître l'opinion d'un des médecins de la marine qui ont le plus navigué, sur la maladie que les livres de médecine désignent sous le nom de *Calenture*. Et nous nous sommes décidé à le publier, sans aucune modification, tel, en un mot, qu'il a été adressé à M. Foullioy.

Inutile d'ajouter que si nos lecteurs trouvent parfois, dans ce Mémoire, notre opinion en désaccord avec celle d'hommes éminents qui font autorité, ils ne doivent pas en conclure que nous ayons eu un seul instant l'idée de déprécier des travaux dont nous nous plaisons à reconnaître la valeur. Nos observations sont le fruit d'une étude consciencieuse dans laquelle nous n'avons eu qu'une seule préoccupation : la recherche du vrai.

Rochefort, le 15 mai 1876.

A. LESSON,

Deuxième chirurgien en chef de la Marine, en retraite, etc.

Certains esprits sont aptes à apercevoir les différences des choses;
D'autres sont plus frappés des ressemblances qu'elles offrent.

(Novum organum).

MONSIEUR L'INSPECTEUR GÉNÉRAL,

Bien que j'aie navigué longtemps entre les tropiques et que j'habite l'Océanie depuis bientôt sept ans, je ne me rappelle point avoir rencontré une seule fois la maladie connue sous le nom de *Calenture ;* mais, par contre, je crois avoir eu souvent, dans les mêmes lieux, l'occasion d'observer tous les degrés, depuis le plus léger, jusqu'au plus voisin de la folie, de l'affection qu'on appelle *Delirium tremens.*

L'analogie de ces deux maladies, distinctes pour tous les écrivains, m'ayant paru complète, je n'ai pas hésité à les consider comme une seule et même affection ; et c'est pour vous mettre à même de juger de la valeur de cette opinion que j'ai l'honneur de vous adresser aujourd'hui les notes diverses que j'ai rassemblées à ce sujet depuis déjà assez longtemps.

Si je me suis trompé, vous me pardonnerez, j'en ai l'espoir, en faveur de l'intention. Dans le cas contraire, je n'aurai fait que remplir un devoir de position et de subordonné. A tous les titres, je vous devais donc ces lignes qui, quel que soit leur intérêt, serviront, du moins, à vous montrer comment j'emploie mon temps, dans mes moments de loisir.

J'aurai l'honneur de vous adresser prochainement les notes que j'ai rassemblées aussi sur le *Delirium tremens* et, en attendant, j'ai cru devoir vous faire part d'une observation qui, si elle est bien un cas de *Delirium tremens,* me semble pleine d'intérêt par ses enseignements.

Voyons d'abord ce que les auteurs disent de la *Calenture.* Je ne ferai que résumer leurs opinions.

« La *Calenture* est une maladie qui s'observe spécialement sur les navires et dans les pays chauds.

« Elle attaque de préférence les marins et, parmi ceux-ci, plutôt les jeunes gens et les hommes faits que les vieux matelots et ceux qui naviguent pour la première fois plutôt que les anciens navigateurs.

« L'action prolongée d'une chaleur excessive et la concentration dans l'entrepont des navires en sont la cause.

« Elle débute de deux manières différentes : tantôt, et le plus ordinairement, c'est instantanément dans la nuit qu'elle se déclare, quelquefois le matin ou le soir. (J'ai dit que je me contenterai de résumer les auteurs). D'autres fois, d'après un médecin (M. Bessier, qui a été un moment dans la marine et qui a pris cette affection pour sujet de thèse), elle serait précédée d'anxiété, d'agitation extrême, de vertiges, de tintements d'oreilles. »

Voici la description générale qu'en donne ce médecin : « Subitement, pendant le sommeil, ou après les prodrômes indiqués, les individus sont complètement privés de la raison. Leurs discours sont incohérents, prolixes, ils crient, menacent du geste et du regard, entrent en fureur et semblent mettre tous leurs soins à découvrir une issue qui leur permette de s'elancer à la mer pour se soustraire, disent-ils, à la poursuite des êtres fantastiques qui les menacent. C'est surtout contre ceux qui veulent les arrêter qu'ils se mettent en fureur. »

Parmi les auteurs, quelques-uns disent que si les malades se précipitent à la mer, ce n'est que par une illusion singulière qui leur fait voir l'Océan comme une campagne couverte de verdure, de bosquets, de jardins et, que l'explication soit vraie ou fausse, c'est un fait sur lequel tous s'accordent, c'est-à-dire sur l'envie, le besoin, le sentiment instinctif, ou mieux, l'erreur qui porte les malades à se jeter à l'eau.

« Après guérison, les malades ne se rappellent nullement ce qu'on leur rapporte de leur état antérieur. »

En somme, en analysant les symptômes de cette maladie, on voit que les auteurs lui donnent pour caractères :

A. — « Délire furieux, imprécations, mouvements convulsifs, augmentés, déterminés par le moindre bruit.

B. — « Visions effrayantes (telles que fantômes, spectres, enfer), le plus ordinairement; et quelquefois agréables, si ce que quelques auteurs rapportent est exact.

C. — « Corps chaud, brûlant. — Face vultueuse, brûlante, exprimant la terreur ou la fureur. — Yeux saillants, fixes, égarés. — Narines dilatées. — Conjonctives injectées. — Lèvres rouges, chaudes, sèches, gonflées, entr'ouvertes. — Quelquefois mouvement ruminatoire de la mâchoire inférieure, et, dans quelques cas rares, sensibilité émoussée, mais le plus souvent exaltée.

D. — « Ardeur interne, dévorante, soif intense, appétence des liquides, langue quelquefois épaisse, rouge, sèche, d'autres fois blanche, muqueuse, pas de cardialgie. — Constipation opiniâtre.

E. — « Respiration précipitée, irrégulière, saccadée, avec menace de suffocation.

F. — « Artères tendues, frémissantes, vibrantes, dures, résistantes, difficiles à déprimer.

G. — « Urines le plus souvent nulles, d'autres fois plus copieuses et émises avec douleur.

Dans les cas ordinaires de la *Calenture*, lorsque les moyens appropriés sont employés, les auteurs disent qu'on voit les symptômes diminuer, puis disparaître, pour faire place à une faiblesse extrême, à un besoin insurmontable de dormir et à des sueurs copieuses.

Ils s'accordent à dire que la durée de cette maladie est courte, douze à vingt-quatre heures et jusqu'à deux jours au plus.

Selon eux, « la convalescence est toujours longue et la maladie se montre généralement avec le type continu. »

Ils ne citent, d'ailleurs, aucun exemple d'issue fâcheuse par suite de la marche naturelle de la maladie, et ils ajoutent que la perte des malades n'a jamais été causée que par les accidents de leur délire qui les porte à se jeter à la mer.

Une seule fois, M. Beisser a rencontré cette maladie sous le type intermittent. Pendant trois jours, des symptômes survinrent à minuit et durèrent jusqu'à quatre heures du matin avec invasion et cessation subite. Pendant les inter-mittences, le malade faible, abattu, ne se rappelait en aucune façon ce qu'on lui rapportait de son état antérieur.

Enfin, tous les auteurs ont mis en usage et conseillent un traitement qui se compose de saignées générales plus ou moins répétées, de dérivatifs externes et internes, de séda-tifs (opiacés) et d'antispasmodiques, aidés d'une diète sévère et de boissons délayantes. Les saignées générales en forment la base. Après la première saignée, comme le délire persiste quelquefois, bien que le calme s'établisse, ils conseillent de revenir à une deuxième ou à une troisième saignée. Ils disent encore que les émétiques ont souvent réussi, mais surtout les purgatifs. Enfin, ils recommandent de faire sur_ veiller le malade, de lui mettre le gilet de force et d'admi-nistrer des potions laudanisées.

Telle est la description, aussi réduite que possible, donnée par les divers médecins qui ont parlé d'une maladie qu'ils disent propre aux navires et aux pays chauds et que je n'ai pu rencontrer une seule fois en vingt-huit ans de pratique, bien que passés justement dans les pays chauds et à bord des navires. (J'ai fait en sorte de ne rien oublier).

De ce que je n'ai pas rencontré cette maladie en vingt-huit ans, je me garderai bien de conclure, à priori, qu'elle n'existe pas, car elle a pu échapper à mon investigation ;

mais, ayant observé, avec tout le soin dont je suis capable, les maladies qui se sont présentées à moi dans le cours de mes navigations ou de mes stations, on conviendra du moins qu'elle ne doit pas être commune dans les colonies que j'ai visitées et sur les bâtiments de guerre, bien que ce soit aussi sur ces derniers que M. Beisser dise l'avoir observée. Or, j'ai visité à peu près toutes colonies intertropicales, et il y a bientôt sept ans que je réside en Océanie ; en outre, j'ai fait trois longues campagnes sur des bricks de 20, c'est-à-dire sur des bâtiments étroits pour l'équipage qui les monte ; eh bien ! malgré toutes mes recherches, je dirai presque malgré tout mon désir de rencontrer cette maladie, je n'ai jamais rien vu qui pût me faire croire que ce fût une maladie à part. J'ai bien souvent rencontré, en effet, quelques-uns des accidents qui se montrent dans cette affection, mais jamais seuls, et, au contraire, je les ai vus toujours joints à d'autres regardés par tous les auteurs comme caractéristiques d'une autre maladie : le *Delirium tremens*. D'autre part, j'ai eu si souvent l'occasion, en les voyant naître et se terminer sous mes yeux, de m'assurer que cette dernière maladie ne présente que ceux que l'on donne comme propres à la *Calenture*, que je suis arrivé à croire aujourd'hui que ces deux affections n'en font qu'une, c'est-à-dire que ce que l'on appelle *Calenture* n'est autre chose qu'un *Delirium tremens*.

C'est ce qu'il me faut établir. Et pour cela, je commence par examiner les analogies d'après les auteurs eux-mêmes :

1° Comme dans la *Calenture*, ne sont-ce pas les marins de qnarante à cinquante ans, qui sont le plus fréquemment atteints de *Delirium tremens ?* Pour moi, du moins, je n'ai jamais vu cette dernière maladie atteindre les jeunes gens. Et si M. Beisser dit que la *Calenture* atteint ceux-ci de préférence et en même temps les hommes faits, j'admets' son assertion, mais en avouant ne pas y avoir foi entière et sans me charger de l'expliquer ;

2° L'élévation de la température, regardée comme cause occasionnelle de la *Calenture*, n'est-elle pas regardée aussi comme cause prédisposante du *Delirium tremens?* Tous les relevés prouvent que cette dernière maladie est plus fréquente en été qu'en hiver (en Europe) ;

3° Le début du *Delirium tremens* n'est-il pas le même, c'est-à-dire instantané, ou bien, après quelques jours de perte d'appétit et d'insomnie, comme celui de la *Calenture*, et à des heures diverses : tantôt le matin, d'autres fois la nuit et le plus souvent alors, comme cela a lieu dans le *Delirium tremens?*

4° Dans le fort de l'accès du *Delirium tremens*, ne retrouve-t-on pas, pour ainsi dire, un à un, tous les symptômes donnés comme caractérisant la *Calenture?* Ainsi : délire furieux, menaces, imprécations, surtout contre ceux qui veulent contenir ; désordre d'action et troubles de l'intelligence présentant une multitude de nuances et de variations ; impressions fantastiques ; visions effrayantes, telles que fantômes, ennemis, voix injurieuses ou hallucinations diverses, et, enfin, jusqu'au sentiment instinctif de se jeter à l'eau. A ce sujet, permettez-moi une digression :

Le fait qui ressort le plus de mes recherches sur le *Delirium tremens*, quelle que soit l'explication qu'on en donne, c'est que les malades ont, sinon toujours, du moins dans le plus grand nombre des cas, l'envie, le besoin, un désir irrésistible de se jeter à l'eau, de se précipiter à la mer. Tous les auteurs s'accordent, d'ailleurs, à ce sujet et, sous ce rapport encore, l'analogie ne peut donc être plus complète entre le délire des ivrognes et la *Calenture*. Mais si ce fait est généralement admis, ce qui l'est moins, c'est l'explication que les auteurs en ont donnée, dans l'une comme dans l'autre maladie.

Permettez-moi aussi d'exposer brièvement leurs opinions. en y ajoutant seulement les réflexions qu'elles m'ont suggérées.

Suivant les plus anciens auteurs et Ollivier particulièrement, les malades, dans la *Calenture*, ne se précipiteraient
à la mer que par illusion et en croyant voir des prairies,
des bosquets, des jardins. On sait que le docteur Coutanceau
s'est efforcé d'expliquer ce fait en se demandant si la nature
du délire des malades ne tiendrait pas aux idées dont ils
sont préoccupés quand la maladie vient les saisir, au désir,
en un mot, de voir la terre, toujours si vif dans les solitudes
de l'Océan, et quelquefois même à la nostalgie. Question
pleine de sens, qui donne une idée de l'esprit d'observation
de ce grand médecin, et qui, si elle est exactement résolue,
peut expliquer comment, dans certains empoisonnements,
on a pu voir les hallucinations et le délire rouler sur des
faits passés antérieurement. Mais suivant Beisser, ce ne
serait, d'abord, que pour échapper, se soustraire à la
poursuite des êtres fantastiques qui semblent les menacer,
qu'ils mettent tous leurs soins à découvrir une issue. Il est
vrai que, plus loin, le même médecin pense que le même
mouvement instinctif qui pousse le malade à se précipiter
dans les flots, est déterminé par une chaleur excessive à
laquelle il ne peut résister.

J'ai dit qu'en vingt-huit ans je n'ai jamais rencontré un
seul cas de *Calenture*, tandis que je crois avoir vu des
centaines de cas de *Delirium tremens*. Or, dans tous ceux que
j'ai observés, qu'on les appelle pour le moment comme on
voudra, j'ai vu le désir de se jeter à l'eau prononcé dans
presque tous les cas ; mais, dans aucun, je n'ai pu reconnaître cette illusion dont parlent les auteurs. Ainsi, j'ai vu
quelquefois le même homme *rattrapé* une couple de fois
déjà, s'élancer de nouveau à la mer dès qu'il pouvait échapper à la surveillance, et il m'a paru qu'il n'agissait ainsi que
par besoin de fuir pour échapper à quelque hallucination et
que s'il se jetait si facilement à l'eau, c'est qu'on ne peut
quitter un navire sans y tomber et, comme preuve de
l'influence des lieux, je dirai aussi que j'ai vu à bord des

navires bien des soldats, ne sachant pas nager, avoir ce désir et le mettre à exécution. On sait, du reste, que sur le continent, ce n'est plus dans la mer que se jettent les dipsomanes, mais par la fenêtre en la prenant par la porte, etc. D'un autre côté, comme dans les contrées à marais, dans les îles particulièrement, les malades de *Delirium tremens*, même quand ils sont soldats et étrangers à la natation semblent rechercher l'eau, ainsi que j'en ai vu tant d'exemples à Tahiti, en 1847 : je suis bien forcé d'admettre qu'il y a dans cet acte plus qu'une affaire de voisinage, de proximité de l'eau, d'erreur de lieu. J'ai, en effet, des exemples qui prouvent que le dipsomane reconnaissait la mer. J'en ai un qui semble faire croire que le malade s'était mis dans la tête d'y marcher comme sur le sol ; un autre qui peut faire supposer qu'il n'y était entré qu'avec l'intention de se noyer, car il fut pris subitement de dégoût pour la vie, alors qu'il passait sur le bord avec des camarades en gaieté.

Les auteurs qui ont écrit sur le *Delirium tremens*, M. Calmeil entre autres, semblent attribuer spécialement aux hallucinations et aux fausses sensations les dangers auxqrels sont surtout exposés les dipsomanes la nuit ; ce sont celles qui leur font prendre une rivière pour la grand route et qui font qu'ils se noient en cherchant un chemin. D'après eux, ce ne serait donc que par erreur. Mais cela n'explique pas les mêmes actes dans le jour. Or, j'ai un assez bon nombre de faits observés à terre, qui prouvent qu'ils ont également lieu alors, comme par élection, par choix et, pour ainsi dire, avec réflexion. Aussi, si j'avais à donner une interprétation, dirais-je que plusieurs circonstances me paraissent y contribuer, soit de jour, soit de nuit :

Avec M. Beisser, que cet acte est en partie déterminé par la chaleur excessive à laquelle le délirant ne peut résister. Les hommes trouvés assis ou blottis dans un ruisseau pendant cet état, semblent être des faits à l'appui de cette opinion.

Avec le même et M. Calmeil, que cet acte n'a lieu le plus souvent que pour se soustraire à la poursuite des êtres fantastiques qui semblent les menacer. L'impossibilité de retenir le dipsomane qui, par moments, raisonne bien et paraît comprendre, puis, tout à coup, se met à fuir, sans savoir où, pourvu qu'il fuie, est un fait à l'appui de cette opinion qu'il cède alors à des hallucinations et à de fausses sensations. Mais cela ne détruit pourtant pas, pas plus que cela n'explique les faits que j'ai cités et que je crois avoir bien observés, de dipsomanes entrant dans la mer par pari, d'autres pour se noyer, etc.

Enfin, avec M. Calmeil et autres, que c'est souvent aussi par erreur et en prenant la mer ou une rivière ou une fenêtre pour un chemin naturel qu'ils se noient ou se tuent.

En somme, je ne crois pas à l'illusion, signalée par quelques écrivains voyageurs, mais cette illusion aurait elle lieu chez des marins, pendant de longues traversées, qu'elle ne devrait pas surprendre, leur délire devant rouler, le plus souvent, en effet, sur ce qui les a fortement frappés et préoccupés en dernier lieu. Il me semble que cela explique comment il se fait que j'aie pu voir des soldats, habitués à compter à terre sur leur ration de vin, délirer pendant leurs accès de *Delirium tremens*, à Tahiti, ou à la suite de leur empoisonnement par le datura, sur les retranchements sans nombre qu'ils avaient éprouvés par punition, et sur les tribulations qu'ils avaient essayées pendant leur passage sur la *Somme*, en venant de France à Tahiti.

Cette digression à part, je reprends les analogies symptômatiques admises par les auteurs.

Quoique variables, et par conséquent incertains, les symptômes généraux du *Delirium tremens* ne sont-ils pas les mêmes que ceux de la *Calenture?*

Ainsi, chez les sujets atteints de *Delirium tremens* qui font de grands efforts musculaires, qui éprouvent une grande frayeur, la peau n'est-elle pas chaude, comme dans la

Calenture ? La figure n'est-elle pas rouge, couverte de sueur ?
Les yeux, qui sont saillants dans la *Calenture,* ne sont-ils
pas, d'après les auteurs, comme gonflés, larmoyants dans le
Delirium tremens ? Les lèvres ne sont-elles pas rouges,
chaudes, sèches et gonflées ? La face n'a-t-elle pas la même
expression de terreur ou de fureur, suivant la nature du
délire ? Les traits ne sont-ils pas altérés, comme à la suite de
veilles prolongées ? Le pouls n'est-il pas accéléré ? Les malades n'ont-ils pas de la chaleur dans les intestins ? Ne
désirent-ils pas les boissons aqueuses ? La constipation
signalée dans la *Calenture ,* n'est-elle pas ordinaire aux
dipsomanes ? Et cette constipation, comme nous le dirons
ailleurs, n'est-elle pas la cause de cette affection, ou, tout
au moins, la preuve d'une aptitude plus grande pour elle ?

5° N'est-ce pas à peu près la même durée, douze à vingt-
quatre heures, et jusqu'à deux jours, dans l'une comme dans
l'autre maladie, et dans les cas ordinaires, car on dit aussi
que le *Delirium tremens* peut durer beaucoup plus longtemps ?

6° Dans les cas ordinaires du *Delirium tremens,* lorsque des
moyens appropriés sont employés, ne voit-on pas aussi les
symptômes diminuer et disparaître pour faire place à une
faiblesse extrême, à un besoin insurmontable de dormir, à
des sueurs copieuses qui jugent la maladie ? Ou, comme on
le dit dans le *Delirium tremens,* n'est-ce pas le sommeil qui
juge ordinairement le plus fort accès de cette maladie ?

Si la *Calenture* n'est, comme je le pense, qu'un accès de
Delirium tremens, rien de plus naturel, sans doute, que les
sueurs abondantes et surtout l'écoulement d'urines claires et
abondantes qui annoncent toujours, dit-on, la guérison de la
Calenture, car on comprend que ce soit là le premier besoin
du malade en se réveillant, après avoir ingéré une plus ou
moins grande quantité de liquide.

Mais que ce soit ou non la même maladie, certes l'analogie
entre elles ne peut être plus grande, d'après les comparai-
sons tirées des auteurs eux-mêmes.

Toutefois, continuons, car il y en a encore bien d'autres.

7° Comme dans la *Calenture* où les malades ne se rappellent, dit-on, en aucune façon, ce qu'on leur rapporte de leur état antérieur, la même faiblesse, le même abattement, n'existent-ils pas à la fin d'un accès de *Delirium tremens?* Tous les auteurs l'ont remarqué et ont signalé ce fait que, chez certains dipsomanes, cette maladie fait perdre tout souvenir, tandis qu'il y en a d'autres qui ne se rappellent que quelques circonstances et ont les idées confuses qui suivent ordinairement les rêves. Tous, enfin, ont dit que, pendant quelques jours après l'accès, les idées offrent encore de la confusion, que les malades sont impressionnables, mal à l'aise et souffrent de la tête ;

8° N'est-ce point la même terminaison, le plus ordinairement ? C'est-à-dire les auteurs n'avancent-ils pas qu'il n'y a aucun exemple d'issue fâcheuse par suite de la maladie qu'ils appellent *Calenture*, et ne disent-ils pas aussi que dans le *Delirium tremens*, la perte des malades n'a jamais été causée que par les accidents de leur délire qui les porte à se jeter à la mer ou par les fenêtres ? En un mot, la mortalité, malgré des symptômes en apparence si graves, n'est-elle pas la même, c'est-à-dire rare ? Toujours, bien entendu, d'après les auteurs qui ont parlé de ces deux maladies, car ce n'est pas mon opinion, comme on le verra dans mes notes sur le *Delirium tremens*, ce qui, d'un autre côté, explique la persistance de mes recherches sur ces maladies ;

9° Encore une fois, peut-on rencontrer plus d'analogies entre deux maladies ? Cela me semble impossible. Mais ce n'est pas tout. Dans le *Delirium tremens* aussi, on observe la même intermittence que M. Beisser dit avoir rencontrée une seule fois, la nuit, dans ce qu'on appelle la *Calenture*. Dans le cas rapporté par M. Beisser, et le seul qui existe dans la science, l'accès se termine si subitement et si régulièrement, d'après cet auteur, que j'ai, je l'avoue, de la peine à y croire ; mais si ne je l'accepte qu'avec une défiance convenable,

comme fait de *Calenture*, je crois qu'il pourrait être consi
déré comme un exemple de *Delirium tremens* avec exacerbation intermittente. Pour mon compte, en effet, j'en ai
rencontré de nombreux exemples etj'aurais beaucoup à faire
s'il fallait seulement citer toutes les personnes qui me les
ont offerts ; et c'est parce que je sais que l'intermittence appartient au *Delirium tremens*, que je soupçonne surtout la
nature du fait rapporté par M. Beisser. J'ajouterai que longtemps j'ai cru que cette intermittence, plus fréquente, à mon
avis, chez les officiers que chez les matelots et les soldats,
tenait à la malheureuse passion, bien connue, qu'ont les
dipsomanes de cacher une bouteille sous leur couverture
pour boire pendant la nuit, parce qu'ils peuvent alors le
faire plus impunément. C'est ainsi que j'avais conclu des
exemples offerts par M. Q..., chirurgien de l'*Uranie*, par
M. Dh..., capitaine de l'*Allouette*, par M. V..., officier de la
Mayenne, etc., etc. Mais, de nombreux faits m'ayant démontré depuis qu'il n'est point nécessaire de boire de nouveau,
d'ajouter, comme on dit, à l'intoxication, pour que cette intermittence ait lieu, c'est-à-dire pour qu'il y ait des exacer-
bations, soit diurnes, soit nocturnes, j'ai dû reconaître que
cette intermittence ne tenait point à cette cause, mais dire à
quoi elle tient n'est pas moins difficile que d'expliquer
l'intermittence en général.

10° Enfin, le traitement n'est-il pas le même dans la
Calenture et le *Delirium tremens?*

Dans la *Calenture*, ne consiste-t-il pas en saignées? et
n'est-ce pas celui que quelques auteurs, même assez nombreux, ont employé dans le *Delirium tremens?* de même que
l'émétique, les vomitifs, mais surtout l'opium.

Ceux qui, dans la *Calenture*, conseillent la saignée, ne
disent-ils pas que la première échoue souvent et qu'il faut la
renouveller une deuxième et même quelquefois une troi
sième fois ?

D'après tout ce qu'ils rapportent, n'est-il pas surabondamment démontré que le traitement par les saignées est rarement suffisant, et, qu'après elles, les malades voient leurs attaques redoubler et qu'on a de la peine à les contenir. Or, n'est-ce pas ce qui a lieu dans le *Delirium tremens ?* C'est un fait que j'ai signalé dans mes notes sur cette maladie et que j'ai observé peut-être vingt fois au début de ma pratique. Et c'est l'observation de ce fait qui m'a fait abandonner l'usage de la saignée dans cette affection plus que la crainte de voir mourir le malade, ainsi que quelques praticiens disent en avoir vu des exemples ; il faut, en effet, n'avoir jamais vu saigner dans le *Delirium tremens,* tant le redoublement des mouvements convulsifs est assuré, pour douter de l'aggravation apportée momentanément par la saignée qui n'a pas moins, du reste, pour dernier résultat, un soulagement réel.

Telles sont donc les analogies qui résultent de la lecture même des auteurs qui ont parlé de ces deux maladies et que je n'ai eu qu'à rapprocher pour arriver à conclure que ces deux maladies n'en font qu'une. Si je ne m'abuse, ces analogies sont bien suffisantes pour motiver cette conclusion.

Toutefois, il existe quelques différences, et ce sont celles qu'il me reste maintenant à examiner. Après leur exposition, je concluerai définitivement.

Et d'abord, quelles sont ces différences ? Trois ou quatre seulement parmi lesquelles il n'en existe, à mon avis, qu'une sérieuse : celle des causes ; aussi est-ce la seule sur laquelle je m'arrêterai, le fait du développement de la *Calenture* sur les sujets qui naviguent pour la première fois, en même temps que sur les hommes faits, pendant que le *Delirium tremens* n'attaque que ces derniers, l'absence des vomissements, dans la *Calenture,* ainsi que l'absence du tremblement des mains, ne me paraissant pas, quand cela serait exact, pouvoir suffire pour établir entre ces maladies une différence réelle.

Mais la cause n'est pas la même, me répétera-t-on, cela suffit pour les distinguer. Dans le *Delirium tremens,* c'est

2

l'usage des liqueurs fortes, tous les auteurs le reconnaissent ; aucun n'a donné cette cause à la *Calenture* que tous attribuent à l'action prolongée d'une chaleur excessive et à la concentration dans l'entrepont des navires. Donc ce ne peut être la même maladie. J'avoue que je m'y suis longtemps laissé prendre et que l'objection serait forte s'il n'était pas facile de la détruire par quelques mots seulement qui montreront qu'on a mal observé. Ceci exige quelques explications et je commence par demander pardon d'être forcé de raisonner ici comme Ricord, lorsqu'il soutient que les accidents syphilitiques secondaires, que quelques auteurs attribuent à une blemorrhagie, ne sont point dûs à cette blemorrhagie, mais bien à l'existence d'un chancre qui n'a point été aperçu, car il est plus facile, en effet, de supposer l'existence d'une chose que de démontrer que cette chose n'a pas existé. Mais je suis contraint de le faire, en avançant que l'on n'a pas remarqué cette cause, bien qu'elle existât dans les divers cas de *Calenture* que l'on cite.

Comment est-il possible, dira-t-on, qu'en pleine mer, alors que tout est réglé à bord, que chacun attend sa ration du jour, plusieurs hommes soient atteints à la fois de *Delirium tremens ?* Cela n'est pas croyable, la ration de chaque homme étant à peine suffisante pour le maintien de sa santé, et le *Delirium tremens* ne se montrant généralement, d'ailleurs, qu'à l'état sporadique. Cependant, telle est ma conviction, dont il serait trop long de développer les motifs ; et voici, du reste, comment cela peut avoir lieu.

D'abord, je pourrais dire, et vous le savez sans doute aussi bien que moi, que, quelle que soit la surveillance des capitaines d'armes et des officiers, un commerce permanent existe à bord, c'est-à-dire qu'il y a des hommes qui échangent, vendent ou donnent leur ration. Certainement aussi, il n'est pas un officier de marine qui ignore qu'un des arrangements ordinaires des hommes d'un plat est de laisser boire à un seul, le même jour, la ration detous, que certains commis même établissent sur leur navire un vrai débit de liqueurs fortes, toujours empêché quand on s'en aperçoit. Mais, sans nous arrêter à ces faits particuliers, je crois davantage, d'après les exemples que je possède, que les ivresses qui surviennent inopinément à bord des bâtiments, sous forme de *Calenture* ou de *Delirium tremens*, sont dues aux vols faits à la cambuse ou dans la cale par certains hommes ; j'ai eu l'occasion de m'en convaincre sur deux navires différents : sur le *Hussard*, aux Antilles, et sur le *Pylade*, en Océanie, et si je rassemblais tous mes souvenirs, peut-être pourrais-je en citer d'autres exemples. On sait malheureusement trop en marine, dans l'intérêt du Trésor, que des vols de boissons sont exécutés parfois avec une audace qui ne le cède qu'à l'adresse nécessaire pour que ces vols passent inaperçus. Mais si l'on m'accorde quelque créance, j'en ai assez dit pour qu'il ne soit pas nécessaire d'entrer dans de plus longs développements.

Et qu'on ne croie pas que j'invente cette explication pour défendre à tout prix l'analogie que j'ai cru découvrir entre ces deux maladies. Sans doute, cette opinion m'est venue après réflexion, mais elle ne m'est venue qu'après avoir observé peut-être pendant vingt ans les soldats et les marins surtout, après avoir vu cent fois des ivresses avec délire, alors que rien à bord ne pouvait faire supposer qu'il s'en développerait. J'ajouterai seulement que, pour savoir cela, il faut avoir vécu, non pas comme les officiers de marine, dans un *carré* bien séparé de l'équipage, mais comme la plupart des médecins, à bord de beaucoup de navires, lesquels sont logés avec les matelots, dans les faux ponts, en face ou à peu de distance de la cale au vin ; car c'est là le lieu qu'une administration tutélaire nous a départi, afin, sans doute, de favoriser nos études et peut-être aussi pour n'avoir pas à y placer ses membres.

Ainsi donc, je n'admets pas même que la cause du *Delirium tremens* et celle de la *Calenture* soient différentes.

En résumé, et en mettant de côté quelques faits, accessoires à mon avis et qui ne peuvent en rien diminuer l'analogie des symptômes vraiment caractéristiques ou principaux qui sont attribués par les auteurs à chacune de ces maladies, tout s'accorde donc pour établir leur identité :

1° Même début ;

2° Même marche ;

3° Mêmes désordres intellectuels ;

4° Même durée ;

5° Même terminaison ;

6° Même traitement ;

7° Et, d'après moi, même cause.

Les seules vraies différences, soit par absence réelle ou par erreur des observateurs, consisteraient dans l'absence : 1° Des vomissements ; 2° du tremblement des mains. J'ai déjà dit que les premiers étaient trop insignifiants pour nous y arrêter. Quant au tremblement des mains qui paraît avoir été vu par presque tous les auteurs dans le *Delirium tremens* et qui a été l'origine du nom que lui a imposé Sutton qui, le premier, a su en reconnaître la cause, je dirai que, si l'on n'admet comme méritant ce nom, que la maladie qui la présente, son absence suffit évidemment pour qu'on doive établir une différence entre le *Delirium tremens* et la *Calenture*, puisqu'il n'a jamais été vu ni signalé dans cette dernière maladie ; mais après avoir vu un grand nombre de cas de *Delirium tremens*, je dirai (et je ne suis d'ailleurs pas le seul de cet avis), qu'il n'est point nécessaire que ce tremblement existe pour qu'on puisse admettre cette maladie quand, surtout, sont réunis les autres phénomènes qui la caractérisent (voir l'exemple rapporté à la suite de ces notes), car je n'ai pas vu quelques cas seulement de *Delirium tremens*, mais des centaines, ai-je dit, et j'ai vu très souvent les accidents naître, marcher, s'exaspérer avec l'usage de leur cause habituelle, et cela, si souvent, que je ne crains pas d'avancer que le *Delirium tremens* peut exister sans que le tremblement apparaisse, du moins d'une manière bien formelle et qui saute aux yeux des observateurs superficiels. Alors même que je ne m'accorderais pas avec les auteurs, mes observations, à ce sujet, sont si nombreuses et je les crois si exactes, qu'on peut bien être convaincu de la vérité de cette assertion. La seule objection qu'on pourrait faire, c'est que les cas dont je parle, n'étaient pas des cas de *Delirium tremens*, mais alors je demanderai quel nom donner à une maladie née pendant l'usage des boissons alcooliques, entretenue et aggravée par cet usage et caractérisée, enfin, par tous les accidents qui appartiennent au *Delirium tremens*, moins les tremblements. C'est ce que j'ai rencontré très souvent, je le répète, en vivant dans les colonies et sur les navires.

Pour en finir avec la *Calenture*, je n'ajouterai que quelques mots touchant sa nature. Jusqu'à présent je n'en ai rien dit, parce qu'il m'a paru qu'il était inutile de le faire pour prouver l'analogie, ou mieux, l'identité si bien établie par toutes les autres ressemblances.

On se rappelle les symptômes que les partisans de cette entité morbide lui donnent comme caractères distinctifs ; en admettant même que ces symptômes ne soient point suffisants pour motiver la complète ressemblance que je trouve, on conviendra du moins qu'il faut plus que de la bonne volonté pour les considérer comme analogues à ceux d'une méningite ou d'une encéphalite. Cependant, c'est ce qui a été fait par plusieurs écrivains, et plus particulièrement par M. Coutanceau, dans la première édition du *Dictionnaire de Médecine*, et par le docteur A. Beisser, dans la thèse intitulée : *Dissertation sur la Calenture*, qu'il a soutenue à Paris, en 1832 ; le premier, égaré sans doute par la variété de ses connaissances et par son immense érudition qui, on le sait, lui a fait trouver une analogie entre cette maladie et le délire qui frappa tout à coup les Abdéritains, pendant une représentation en plein air d'une tragédie d'Euripide, et le

second, par son désir, à mon avis, de faire un entité patho-
logique plus tranchée encore que celle de ses prédéces-
seurs.

Il faut convenir que ce seraient des méningites ou des
encéphalites bien légères que celles qui cèdent si facilement
en peu de jours à un traitement que les partisans de cette
maladie avouent ne pas nécessiter toujours une grande activité et se borner souvent aux dérivatifs et aux antispasmodiques. On sait que ce n'est pas là la marche habituelle de
ces maladies, et que ce n'est pas d'une méningite ou d'une
encéphalite qu'il est possible de dire qu'elles n'ont pas ordinairement d'issue funeste et qu'elles se terminent en
vingt-quatre heures. Pour moi, il n'est pas douteux qu'il y a
eu erreur de diagnostic dans ce qu'on a dit à ce sujet de la
Calenture, qu'elle soit ou non la même affection que le *Delirium tremens*. La durée seule suffirait pour le prouver, si la
marche, la terminaison, le traitement, etc., ne se réunis-
saient pas pour démontrer la séparation qui doit être établie
entre cette maladie et la méningite ou l'encéphalite.

Je ne terminerai pas sans dire que cette erreur n'aurait
pas été commise, certainement, par un médecin comme
M. Coutanceau, s'il n'avait pas dû faire l'histoire d'une maladie qu'il ne connaissait pas, d'après les matériaux d'observateurs médiocres ou inattentifs, interprètes inexacts des
faits, en un mot, d'écrivains voyageurs, c'est-à-dire d'après
des matériaux réunis, sans cet esprit de recherche et de dis-
cernement dont parle Coutanceau lui-même à propos de
cette maladie, et qui est, cependant, la première qualité du
médecin observateur.

Telle est du moins mon opinion après tout ce que j'ai
observé et après avoir réfléchi sur les écrits ayant trait à ce
sujet. Mais sachant aussi qu'une opinion absolue est bien
voisine de l'erreur, je ne donne la mienne que pour ce
qu'elle vaut, en la croyant plus proche de la vérité et en
vous en faisant juge.

En définitive, à mon avis, la *Calenture* est une névrose, une variété du délire causé par l'usage des liqueurs alcooliques, autrement dit, une des formes, peut-être un diminutif du *Delirium tremens* ou *Potatorum*. Elle n'est pas plus particulière aux marins qu'aux soldats et aux officiers de toutes armes qui ont la funeste habitude des liqueurs fortes. Et si on doute qu'elle soit une des formes du *Delirium tremens*, sa nature, du moins, est tout à fait analogue. Mais il n'y a pas la moindre analogie à établir entre elle et la méningite ; il n'y en a pas non plus entre elle et l'encéphalite.

Une dernière remarque nécessaire, c'est que j'ai vu, bien souvent, la nuit, dans des entreponts étroits, pendant des navigations sous la ligne ou près d'elle (Nouvelle Guinée , Cayenne, etc.), des hommes pris, en plus ou moins grand nombre à la fois, de céphalagie, de rêvasseries, de délire même, accidents cessant soit avec le remède le plus simple, soit avec la cause (concentration dans l'intérieur des navires), qui n'avait pas duré plus de quelques heures, et ne présentant jamais l'ensemble et la marche des accidents qu'on a attribués à la *calenture*.

C'est ainsi qu'un matelot m'est amené, un matin, soudainement saisi de délire et voulant se jeter à la mer. Le pouls est à peine accéléré. Quelques heures après, le délire avait disparu par l'effet d'un émétique.

OBSERVATION DE DELIRIUM TREMENS

On vint me prévenir, le 25 juillet 1847, que le capitaine M..., était fou à lier, qu'il voulait partir pour France, et qu'il ne parlait que du duel qu'il devait avoir avec un de ses camarades. Deux ou trois jours auparavant, cet officier, le plus ancien de son grade en Océanie, et demeurant avec trois autres capitaines dans un même pavillon, avait été mis aux arrêts par le gouverneur, parce qu'on y avait fait beaucoup de bruit, la nuit, malgré un premier avertissement porté par le chef des troupes lui-même. Pour le rendre plus intéressant, sans doute, les autres officiers attribuaient sa folie à la rigueur de la punition, et ils disaient qu'il n'avait point par-·ticipé aux excès faits par ses camarades et qui, plus d'une fois déjà, avaient attiré l'attention de l'autorité. Certaine-ment, comme le plus ancien, cet officier aurait pu être puni pour les ·autres, mais il était à la connaissance de tout le monde que la sobriété , dont on parlait tant , comme remarquable chez celui-là, n'était pas à citer chez les autres ; et, pour ma part, en rendant une seule visite à l'un d'eux, chez lequel j'avais trouvé le capitaine M..., je m'étais convaincu que ce dernier ne s'abstenait pas complètement d'absinthe. D'après les bruits, et ce que je sa-vais par moi-même, j'étais donc porté à penser que l'action des liqueurs fortes, plus que la contrariété, pouvait être la cause de la forte exaltation présentée par cet officier. Mais j'avais besoin de le voir, de l'étudier, et, puisqu'aucun trai-tement n'avait encore été fait, je conseillai de le faire con-duire le plus tôt possible à l'hôpital.

Le 26, cet officier vint y prendre un lit, sans faire trop de difficultés, quoiqu'il se trouvât dans un paroxysme, et tel était son état lors de son entrée :

Visage rouge, vultueux ; céphalalgie ; soif ; langue épaisse, tuméfiée ; pouls plein, tendu, fréquent. Il n'y avait pas de selle depuis deux jours. Je prescrivis : saignée du bras 500 grammes, limonade émétisée, compresses d'oxicrat sur la tête, arrosées de temps en temps. Quelques mouvements convulsifs ont lieu pendant la saignée.

Une heure après, il y avait un mieux considérable. Le malade causait sensément sur tous les sujets ; lui-même disait se mieux trouver, mais le globe oculaire était toujours injecté, tuméfié et rouge, ainsi que le bord des paupières. La soif était toujours très vive, avec céphalalgie. Il ne faisait, du reste, aucun effort pour sortir de son lit. Alors, lavement laxatif.

Dans son délire, ce matin, le capitaine M..., répétait que ses camarades l'avaient entraîné à boire.

Jusqu'au soir, même calme. Mais, vers dix heures, après quelques divagations, le délire recommence. Ainsi, le malade veut se lever et sortir ; il menace, il frappe, et est pris de vomissements bilieux assez abondants ; il a des frayeurs, voit des ennemis. La face est vultueuse, les yeux sont saillants, injectés ; la langue saburrale ; le pouls fort, tendu, précipité. Il n'y a pas eu de selle jusque-là.

Je prescris une nouvelle saignée, puis deux gouttes d'huile de croton. La saignée est pratiquée avec quelque peine. Quand on veut lui administrer l'huile de croton, le malade commence par refuser, parce que c'est pour l'empoisonner, dit-il, qu'on la lui présente. Et quand il a consenti, il remercie, parce qu'il ne lui reste plus qu'à mourir, le poison ayant été avalé.

A la visite du matin, le 27, le malade est dans un profond sommeil, sommeil vrai, naturel ; la respiration est facile, régulière, la face pâle ; les yeux sont dans leur état naturel, sans injection apparente ; le nez paraît un peu plus effilé que dans l'état ordinaire, mais le visage est reposé. Malgré les saignées, le pouls est fort, précipité. Plusieurs selles ont eu lieu après le purgatif.

On ne peut me dire si le malade s'est procuré à boire ; mais comme j'ai de fortes raisons pour être défiant à cet égard, je prescris une surveillance de tous les instants.

Le gilet de force est enlevé et le malade ne se réveille pas ; son sommeil dure jusqu'à onze heures du matin.

Peu de temps après son réveil, le capitaine M..., recommence à divaguer. Plusieurs personnes venant le visiter, il dit aux unes « que le conseil l'a condamné ; que ce sont ses chefs « qui, jaloux, l'ont perdu ; qu'il se trouvait le plus ancien « capitaine et qu'il était par conséquent tout naturel qu'on « le nommât chef de bataillon. » Aux autres « qu'on veut « l'empoisonner. » Pendant qu'il se promène avec les uns et les autres, il lui prend la manie de fermer à clé la porte de sa chambre, et le prévôt de l'hôpital ne peut s'en tirer qu'en faisant venir plusieurs infirmiers. Enfin, à mesure que la journée avance, le délire augmente et l'on est bientôt forcé de coucher le malade et de lui appliquer le gilet de force.

A six heures du soir, ce sont de nouvelles hallucinations : « Il n'a plus, dit-il, que quelques instants à vivre ; le feu est « à ses pieds et va bientôt le consumer. » A mes questions, il répond qu'il n'a pas faim et ajoute qu'il n'a pas uriné depuis le matin. Cependant, quand je lui fis donner une soupe devant moi, il la dévora en quelques secondes et la trouva excellente au goût. Je remarque que les mains ne tremblent pas plus que la veille, mais qu'en mangeant et en buvant, les mouvements sont précipités, saccadés. Les tremblements sont plus apparents si on fait, ce qui est difficile, tenir la main étendue.

Avant de commencer à manger la soupe qu'il avait trouvée si bonne, il m'avait bien recommandé de la faire couvrir avec soin, « afin qu'on n'y jetàt rien, qu'on n'y jetàt pas de

« ces choses qui volent, dit-il, et qui lui entrent dans la
« bouche, malgré les précautions qu'il prend pour s'en pré-
« server. » Et c'était dans ce but qu'il tenait sans cesse son
mouchoir appliqué sur la bouche et qu'il crachottait. « C'est
« ce qu'on a mis dans sa tisane pour l'empoisonner qui lui
« donne, assure-t-il, le mauvais goût qu'il ressent. » La
langue est, du reste, saburrale, mais il y a évidemment appétit, bien que le malade dise le contraire.

Reconnaissant parfaitement tous ceux qui viennent le
visiter, il parle à tous de sa mort prochaine et recommande
particulièrement sa femme et son enfant au commandant
X..., en le priant d'empêcher que sa fille épouse jamais un
officier.

Pour me faire plaisir, il consent à uriner, et, les urines,
renouvelées deux autres fois dans la nuit, sont peu abondantes et chargées.

Enfin, le sommeil arrive, et, d'abord, de dix heures à
minuit, puis pendant quelques heures dans la matinée ; ce
sommeil est excellent.

A sept heures du matin, le 28, M. M... fait appeler une
religieuse, sa voix est tremblante, il vient d'apprendre, lui
raconte-t-il, que sa femme a été assassinée. Quand j'arrive,
je le trouve gémissant, et, quelques moments après, il me
rapporte comment cela est arrivé. Une fois, je l'entends me
dire « qu'on veut le faire passer pour fou, que cela n'est pas
bien » ; mais il perd bientôt cette idée, et de l'ensemble de
ses divagations, on peut conclure qu'il ne cesse de se défendre et de se croire accusé par des envieux, des jaloux cherchant à se venger.

La peau est fraîche ; le pouls presque normal, mais peut-
être un peu fréquent ; la langue muqueuse. D'après ce qui
m'est rapporté, la soif est toujours vive et le malade demande
fréquemment à boire. Les yeux sont toujours un peu rouges,
mais sans augmentation apparente de volume. La face n'est
point colorée, il y a seulement un peu de chaleur à la tête.

En ésumé donc : fausses perceptions , hallucinations de la vue , de l'ouïe , de l'odorat et du goût, (saveur désagréable prise pour du poison), désordre des idées et des combinaisons intellectuelles ; souvenir des choses passées, penchants ou passions dominantes : craintes, frayeur, vanité. Tels sont, dis-je, les accidents observés et qui rapprochent tant cette maladie de la folie, si ce n'en est pas une.

Je ferai seulement remarquer, en passant, que le sentiment d'affection, qui se perd ordinairement chez les aliénés et se transforme en oubli profond, en indifférence complète, ou même en haine, semble, au contraire, plus développé chez notre malade qui parle sans cesse de sa femme et de ses enfants; que l'expression de la physionomie est peu changée et que l'insomnie, loin d'être complète comme cela a ordinairement lieu chez les aliénés , dans la période d'invasion et d'excitation, est remplacée chez lui par un sommeil naturel profond, de plusieurs heures.

Si c'était un accès de folie, il serait sans doute possible d'en trouver la cause dans le chagrin causé par la punition infligée et, dans ce cas, serait une monomanie ou mélancolie (*Lypemanie d'Esquirol*), et, comme cela a lieu dans ce cas, l'aliénation aurait suivi de près l'action de la cause.

Mais, malgré les doutes que de tels accidents peuvent faire naître dans l'esprit des médecins peu habitués à voir des folies d'ivrognes, je suis si bien convaincu que cette folie est due à l'usage des liqueurs fortes, que je me décide à recourir immédiatement, et avec prudence d'abord, à l'opium, car par expérience, je ne doute pas de l'utilité de ce remède en pareil cas, sachant aussi, d'ailleurs, que les auteurs ont vanté ce médicamennt dans certaines folies..... folies qui, dans mon opinion, n'en ont retiré quelque bénéfice que parce qu'elles n'en étaient pas. J'en prescris d'abord cinq centigrammes.

Pendant toute la matinée du 28, le malade est calme et a, par moments, une conversation presque complètement raisonnable ; il se lève et se promène avec ses visiteurs. Mais, dans l'après-midi, après une visite du commandant X..., une exacerbation a lieu. Le désordre des idées reparaît plus intense, et il est nécessaire d'appliquer le gilet de force. Deux fois, le malade parvient à briser ses liens, mais il suffit de lui parler sévèrement pour l'y faire rester une troisième fois. Le matin, il avait bien déjeuné et bu facilement, sans crainte d'être empoisonné.

Quand je le vois, vers trois heures, il a toujours ses hallucinations visuelles. « C'est ainsi qu'il voit ses ennemis qui, « dit-il, ne cessent de le poursuivre et sont assemblés en « tribunal ou en conseil de guerre. » Accusé par ce tribunal, il se défend lui-même, et, supposant une grossièreté dite par l'un de ses juges, il la relève en faisant remarquer qu'une injure personnelle ne prouve rien contre ses droits ; puis il continue sa défense.

Le soir, à six heures, le pouls est calme, lent ; il raconte aux religieuses et à moi-même, « ce qu'il a vu, dit-il, dans « le jour, et ce qu'il voit encore : de grandes figures sè- « ches qui l'observent. Il ne faudrait pas, ajoute-t-il, qu'il « le répétât deux fois, car on le ferait passer pour fou. » Il ne veut pas d'opium dont il a entendu parler (et qu'il a pris sans difficulté le matin), parce que s'il en prenait, ce serait faire croire qu'il est plus malade qu'il ne l'est réellement. Ce qu'il désire maintenant c'est changer de chambre, celle où il se trouve étant pleine de gens qui interprètent non-seulement ses paroles, mais jusqu'à ses pensées. « Cela est fort « désagréable et c'est à n'y pas tenir, dit-il. » Il voudrait aussi qu'on le débarrassât de cette musique incessante qu'on fait à ses oreilles. « C'est le capitaine R..., dit-il encore, qui « fait tout cela à l'aide de la physique, etc. »

Deux selles dans le jour. On m'assure qu'il n'a pas été possible au malade de prendre quelque alcoolique. Toutefois, la persistance des accidents commence à faire douter que la maladie observée soit un cas de *Delirium tremens*.

Presque tous ceux qui voient le malade, même médecins, penchent à croire que c'est une pure folie, due à l'inquiétude, au chagrin.

Je persiste dans mon opinion et fais surveiller sans relâche le malade par les chirurgiens de la colonie, afin de leur montrer, si je ne me trompe pas, quelle analogie et aussi quelle différence existent entre ces deux affections.

Deux grains d'extrait gommeux d'opium sont administrés.

La nuit est excellente, passée presque toute en sommeil. Le malade ne se réveille que pour aller deux ou trois fois à la selle.

Le 29 au matin, il y a encore quelques hallucinations. « Il « voit toujours les gens qui saisissent sa pensée au passage, « et il voudrait changer de logement, sachant, dit-il, que ce « serait pis, s'il retournait chez lui, où il lui est arrivé d'être « puni pour les autres. » Mais il dit déjà se mieux trouver et pense qu'il sera guéri s'il continue ainsi pendant quelques jours. On voit que le délire est moins étendu, presque nul. La langue est moins volumineuse, souple, légèrement saburrale ; le pouls normal ; la tête un peu chaude.

Prescription : continuation de la limonade émétisée ; opium, deux grains dans la matinée, un grain le soir. Le malade dit avoir appétit et je lui fais donner des aliments. Tout le jour, enfin, il y a eu du calme et plus de raison.

Mais le soir, le mieux disparaît, le malade cherche à fuir, il s'emporte ; on lui met le gilet de force dont il se débarrasse d'abord ; à la fin, bien retenu, il se contente de déraisonner pendant quelques heures, puis il s'endort et son sommeil dure toute la nuit.

Le 30 au matin, le malade se croit guéri et dit désirer aller à la campagne.

Le trouvant mieux moi-même, mais non guéri, je prescrivis : augmenter la dose d'opium (0,15 dans le jour et 0,10 dans la soirée ; en tout, 0,25).

Il est bien tout le jour, a quelques heures de sommeil

et il est encore mieux dans la nuit qu'il passe toute en sommeil. L'exacerbation ordinaire avait été insensible.

31, le malade nous répète qu'il est guéri, mais il trouve mauvais que je lui refuse de le laisser aller à Pounavia, car c'est un traitement moral qu'il lui faut, dit-il, maintenant, plutôt que des médicaments. Il m'accorde, cependant, facilement quelques jours et dit s'en rapporter, du reste, à moi, pour l'opportunité de son départ.

Dans la journée, il se promène pendant quelques heures et est d'abord très bien; mais, l'ayant laissé avec un autre ma-.ade, cerveau détraqué très connu, le capitaine de T..., il ne tarde pas à délirer de nouveau ; « c'est ainsi qu'il trouve « mauvais qu'on retienne les lettres qui annoncent sa nomi-« nation au grade de chef de bataillon. » J'avais oublié de dire qu'il a plusieurs fois déliré sur ce sujet et plus particu-lièrement au sujet de la « croix qu'il attend depuis long-« temps, non pas, dit-il, qu'il y tienne, mais parce qu'elle « lui est due et qu'il compte la donner à un autre officier qu'il « désigne comme y ayant encore plus de droits. » Il suffit, du reste, de l'enlever de la société du malade désigné, du moins telle est l'opinion du chirurgien de garde, pour lui rendre tout son calme.

Le soir, il s'endort de bonne heure et est très bien pendant toute la nuit.

Les aliments avaient été augmentés. Il avait pris 0.25 d'extrait gommeux d'opium. Une selle naturelle avait eu lieu.

On remarque l'aggravation qui surviént surtout le soir, et s'il est vrai que le malade ne prenne que de la tisane, ce qui ne peut guère être mis en doute aujourd'hui, puisque le chirurgien de garde qu'il a adopté, ne le quitte pour ainsi dire pas un moment, on est forcé de conclure, d'après ce fait et d'après une foule d'autres que je possède, que l'intermit-tence est un des caractères du *Delirium tremens*, c'est-à-dire que l'influence de l'intoxication alcoolique dure un certain temps avec des intervalles lucides.

Le 1ᵉʳ août, huitième ou neuvième jour de la maladie, le sixième du traitement par les opiacés, le facies du malade est tout à fait naturel, plus épanoui, mais un peu abattu par l'effet de l'opium sans doute, la langue est plus saburrale, ce que j'attribue à ce médicament. M. M... cause raisonnablement et il attend, me dit-il de nouveau, que je lui permette d'aller à la campagne.

Une selle le matin. Je ne prescris que deux grains d'opium pour la journée.

Soit par suite de cette diminution ou par toute autre cause, la journée est moins bonne, c'est-à-dire que le capitaine M... déraisonne sur son sujet favori : sa nomination au grade de chef de bataillon. Et, comme le chirurgien de garde croit avoir remarqné que cet état succède à la visite de deux commis de marine qui s'étaient plu à le contredire et que le malade me demande lui-même à avoir du repos, je fais défendre toute visite et je fais administrer, en outre des deux premiers grains, trois autres grains d'extrait gommeux d'opium. La nuit est bonne.

2 août. En causant quelque temps, je trouve encore quelque désordre intellectuel, mais l'exacerbation du soir est beaucoup moins forte que celle de la veille. Quelques bruits sont encore entendus, j'avais prescrit : régime augmenté ; opium, 0,25.

3. Même état tranquille et calme le matin, mais avec même désordre si on cause longtemps, c'est-à-dire qu'il attend aujourd'hui qu'on lui remette les lettres qui sont arrivées à son adresse, mais point de paroxysme le soir. Dans la nuit bon sommeil. La guérison approche.

4. Même état. 0,30 d'extrait gommeux d'opium.

Bien dans le jour. Très bien dans la nuit. Les bruits ne sont plus entendus ; il n'y a plus de délire. Je regarde la guérison comme assurée.

5. Même prescription, en diminuant de deux grains. Continuation du mieux.

6. Je suspends l'opium et fais prendre du café pur. Point d'hallucination ni de délire. Tout le jour est bon, la nuit excellente.

Je ferai remarquer, dès à présent, que la dose assez forte d'opium (*deux grammes*), que j'ai fait prendre au malade, n'a pas le moindrement congestionné la tête, qu'elle a agi en calmant seulement, à en juger par le peu d'activité du pouls, la pâleur et l'état naturel des traits du visage, par la régularité des garde-robes. Cependant, je signalerai son action puissante sur les paupières qui, alors même qu'il n'y avait point de sommeil, tendaient à se fermer. L'appétit lui-même n'a pas été diminué. Certes, rien n'en contr'indiquait l'usage et, si l'on pense qu'il n'a pas contribué à la guérison, on admettra, du moins, aussi, qu'il n'a pas été nui_sible.

7. Très bien. Promenade. Le malade, qui vient me faire une visite, me demande, pendant une conversation très sensée, s'il est vrai qu'il soit allé voir Pomaré. J'avais oublié de signaler son délire à ce sujet. Il est heureux d'apprendre que cela n'a été, comme il le dit, qu'une *hallucination*. Il me témoigne encore quelques craintes, mais en homme raisonnable, qui sait qu'une punition infligée pour un pareil motif est toujours grave. Ce qu'il craint surtout, c'est que l'autorité ne donne suite à ses menaces, de le renvoyer. Ce sont les autres capitaines qui l'ont perdu, me dit-il de nouveau, en lui faisant boire de l'eau-de-vie, et il me prie, ce dont il n'avait pas besoin, d'appuyer, auprès du gouverneur, la demande qu'il compte faire faire par son chef de corps, d'aller d'abord passer quelque temps à Pounavia, puis de ne plus habiter avec les autres capitaines. Ce qu'il ajoute encore, m'explique parfaitement son délire et ses terreurs. Je ne puis dire, d'une manière certaine, dans quel but on l'avait menacé, mais on comprend combien, sur une imagination naturellement faible, ces menaces et les reproches de l'autorité ont dû agir. Il est pourtant probable que les premières

3

n'ont été faites que pour plaisanter et dans un état fort analogue à celui que je décris.

Le 8, le capitaine M... est tout à fait guéri. Ce ne sont plus des souvenirs confus, comme il n'y a que quelques jours, et, hier encore, relativement à la reine, par exemple ; aujourd'hui, ses idées sont tout à fait nettes ; il se rappelle plusieurs de ses divagations et sait davantage à quoi les attribuer. L'appétit est bon ; il a parfaitement dormi.

Comme il ne demande plus à sortir, je le conserve quelques jours encore pour mieux surveiller sa guérison.

9 et 10. Etat normal.

Le 11, le malade, qui a obtenu du gouverneur la permission d'aller à Pounavia, quitte définitivement l'hôpital.

C'est alors que j'entends dire, par un officier, qu'il savait bien que le capitaine M... n'était pas atteint d'une folie ordinaire, et qu'il avait bien prévu qu'il serait malade, en le voyant *faire la noce* pendant cinq jours ; puis, par d'autres qu'ils savaient bien qu'il avait beaucoup bu et qu'il était incapable de faire comme les capitaines R... et D... surtout qui, depuis des années, avaient pu impunément faire face aux plus grands excès alcooliques.

A entendre chacun des officiers du corps, maintenant le capitaine M... si sobre, il y a quelques jours encore, n'était plus qu'un ivrogne... Mais cela n'était pas plus vrai que ce qu'ils avaient d'abord dit en sa faveur, par esprit de corps, sans doute.

En somme, de cette observation je crois pouvoir conclure, après avoir vu naître, marcher et se terminer vingt cas pareils sous mes yeux :

1º Que la maladie du capitaine M... n'a été autre chose qu'un *Delirium tremens*, ou, autrement dit, un cas de *folie des ivrognes*, et que, si l'analogie avec la folie proprement dite a été grande pendant quelques jours, cette analogie n'a pourtant pas été complète et a cessé, d'ailleurs, ainsi que cela a lieu ordinairement, à mesure que la période d'invasion s'éloignait, ce qui, d'après les auteurs, en est le seul caractère différentiel. Aussi suis-je convaincu que les cas de manie furieuse qu'on dit avoir guéri en quelques jours sans récidive, n'étaient souvent que des cas de ce genre, de même que j'ai la conviction que ce sont les folies de cette nature qui ont cédé si facilement à l'opium., conseillé par quelques anciens praticiens ;

2° Que, si c'est bien un cas de *Delirium tremens*, l'intermittence, dans les paroxysmes de cette maladie, a eu lieu, dans ce cas, sans qu'il y ait eu ingestion d'une nouvelle quantité de liqueurs alcooliques, et que, cette intermittence, d'après cet exemple, et beaucoup d'autres que je possède, appartient aussi bien au *Delirium tremens* qu'à la folie ;

3° Que les tremblements, bien saillants, bien apparents, ne sont pas un symptôme aussi infaillible qu'on l'a cru dans le *Delirium tremens*, ce que l'observation, d'autre part, m'a souvent démontré ;

4° Que, si c'est bien un cas de *Delirium tremens*, la distinction établie par Calmeil et fondée sur la privation soutenue du sommeil, entre cette maladie et la mélancolie et la démence sénile avec tremblements, ne reposerait que sur des observations incomplètes, car on a vu que notre malade a eu, dès le commencement, de longues heures de sommeil sans délire ;

5° Enfin, que si l'opium n'est pas curatif et n'a pas contribué à la guérison dans ce cas, il a pu, du moins, être administré journellement, à assez forte dose, sans manifester autrement son action que par un soulagement non douteux.

En analysant cette observation, il me semble, en effet, qu'on ne peut mettre en doute son action bienfaisante ; mais comme je pourrais avoir mal interprété les faits, j'aime mieux, Monsieur l'Inspecteur, vous laisser juge de l'action de ce médicament et de l'utilité de son usage en pareille occasion.

Toujours est-il que l'officier, sujet de cette observation

après quelque temps de séjour à la campagne et l'abstinence la plus complète des liqueurs fortes, a pu reprendre ses fonctions, et que, depuis bientôt huit mois, il n'a pas présenté la moindre indisposition ni le moindre dérangement des facultés intellectuelles, à moins que l'on ne veuille appeler ainsi la manie des coquilles qui s'en est emparé, comme de tant d'autres, en Océanie. Il est, toutefois, resté fort impressionnable, et, dans ce moment, il occupe dans son corps un poste important (fonctions de chef de bataillon).

Papeete (île Tahiti), mars 1843.

Rochefort. — Imprimerie Triaud et Guy, rue des Fonderies, 72.